# FUNÉRAILLES

DE

# M. DELMAS

MAIRE

VINCENNES. — IMP. Vᵉ P. JUIN, 2, RUE LEJEMPTEL

COMMUNE DE CHARENTON

# FUNÉRAILLES
## DE
# M. DELMAS
### MAIRE

## 12 Mai 1878

CHARENTON
GRAVINARD, LIBRAIRE-ÉDITEUR
—
1878

# COMMUNE DE CHARENTON

## FUNÉRAILLES

# M. DELMAS

### MAIRE

## 12 Mai 1878

1878

# FUNÉRAILLES
## DE
# M. DELMAS, Maire

### ENTERREMENT CIVIL DU CITOYEN DELMAS
#### MAIRE DE CHARENTON

Dimanche dernier, 12 mai 1878, ont eu lieu, à Charenton, les obsèques du citoyen Delmas, chef d'escadron retraité, officier de la Légion-d'Honneur, maire de la ville.

Ces obsèques purement civiles, et faites aux frais de la ville de Charenton, dont le Conseil municipal a tenu à rendre ce dernier hommage à son maire regretté, sont devenues, grâce au concours spontané de la population du chef-lieu et des communes environnantes, l'occasion d'une imposante manifestation.

Les mesures d'ordre prises par la Commission du Conseil municipal, composée des cit. Charpy, Béziat, Legavre, Guyot, admirablement secondée par le chef du corps des Sapeurs-pompiers, lieutenant Baillet, et par l'appariteur Keller, ont été exactement ce qu'il fallait pour que la cérémonie conservât, sans rien perdre de son caractère libre et spontané, la gravité et le décorum convenables en pareille circonstance.

La fanfare de Charenton, ayant à sa tête son directeur, le citoyen Carrier, et son chef, le citoyen D'Albert, et l'Orphéon, conduit par son directeur, Fuzier, et son chef, le citoyen Poulain, précédaient le char funèbre. Le corps des Sapeurs-pompiers formait la haie. Un détachement du 24ᵉ de ligne, venu pour rendre les honneurs militaires au commandant Delmas, a quitté le cortège, sur l'ordre inepte de chefs qui persistent, même après la défaite du 16 mai, à faire, au nom de l'Etat, entre les enterrements religieux et les enterrements civils, une différence que l'on tâche, mais sans le moindre succès, de rendre injurieuse pour ces derniers. Nous sommes sûrs que les braves militaires qui composaient le détachement du 24ᵉ de ligne, n'auraient pas mieux demandé que d'accompagner jusqu'au cimetière, sans passer par l'église, leur vieux frère d'armes. Nous ne leur faisons pas l'injure de croire qu'ils pensent autrement que nous sur ce point. Le jour d'ailleurs est proche où ces choses aussi odieuses que ridicules prendront fin.

Derrière le char funèbre, couvert de bouquets et de couronnes et sur lequel on avait placé la croix de la légion d'honneur, marchaient le jeune fils du commandant Delmas, conduit par un de ses oncles, la veuve, entourée des parents et amis les plus intimes de la famille, puis les citoyens Carpentier et François, adjoints de la commune de Charenton, Talandier, député de la circonscription, Béclard, secrétaire de l'Académie de médecine, conseiller général du canton de Charenton, Lefèvre (de Montreuil), conseiller général du canton de Vincennes, Marsoulan, Dumas, le Dʳ Martin, membres du conseil municipal de Paris et du conseil général de la Seine, les conseillers municipaux de Charenton, Saint-Maurice, Maisons-Alfort, une députation ouvrière, composée des citoyens Danichert, Bourgeois, Lecoq et Hivert, mécaniciens.

Toute la population de Charenton, ou peu s'en faut,

suivait le cortège ou était massée sur son parcours.

Arrivé au cimetière, lieu de repos admirable, mais un peu étroit, qui, entouré de toutes parts d'un talus boisé et verdoyant, cache au sein du joyeux et bruyant bois de Vincennes, la paix et la tranquilité des tombeaux, le cortège se massa du mieux qu'il put autour de la tombe préparée pour recevoir les dépouilles mortelles du commandant Delmas. Les sons de la marche funèbre avaient attiré les promeneurs qui, montés sur le talus extérieur pouvaient voir ce qui se passait dans le cimetière et entendre les discours.

Le ctoyen Talandier prit le premier la parole, et dit :

CITOYENS,

La République vient de perdre, en Edouard-Aimé Delmas, un de ses fils les plus dévoués, la commune de Charenton son maire préféré, la plupart d'entre nous un ami.

C'est pour nous tous une perte cruelle ; mais il est deux personnes pour lesquelles ce malheur est si profond, si absolument irréparable, que j'ose à peine toucher, seulement en paroles, à cette immense et inconsolable douleur, et que, pour que j'aie la force de parler sur la tombe de notre ami, il faut que sa veuve et son fils me permettent de les oublier un instant et de ne penser qu'à celui à qui nous venons rendre le plus douloureux et le plus pieux des devoirs.

Edouard Aimé Delmas était fils d'un général de notre première République, et je dois vous dire quelques mots du père, car entre ces deux hommes, le lien glorieux, le lien qui doit les unir dans la mémoire de tous les patriotes, de tous les républicains, de tous les libres-penseurs, c'est que le fils fut digne du père, et que tous deux furent dignes de la France républicaine qu'ils aimèrent et servirent fidèlement jusqu'à la mort.

Le père de notre ami, né le 21 janvier 1768, à Argentat (Corrèze), sorti de l'école militaire en 1784, fut un de ces jeunes officiers que l'enthousiasme du temps porta rapidement, en récompense de leurs brillants services, à la tête de nos armées. A 25 ans, (30 juin 1793), il était général de brigade ; un an plus tard, général de division, et presque aussitôt chargé du commandement en chef de l'armée du Rhin ; enfin lieutenant du général en chef de l'armée d'Italie en l'an VIII, et inspecteur général de l'infanterie en l'an X. Là toutefois s'arrêta la carrière du général républicain. L'histoire de la disgrâce qu'il encourut volontairement vaut la peine d'être racontée, car elle montre à quel point le général Delmas était imbu des principes de ce franc-parler républicain et de cette libre-pensée auxquels le chef d'escadron Delmas est resté fidèle pendant sa vie et qu'il a affirmé à sa mort, en exprimant la volonté d'être enterré civilement.

La paix d'Amiens venait d'être proclamé, et l'homme de brumaire, le fourbe et funeste génie qui préludait à l'établissement de l'Empire par l'établissement du Consulat, venait de signer ce traité d'esclavage religieux de la France, le Concordat, et de rétablir le catholicisme comme religion de la majorité des Français. Des cérémonies pompeuses eurent lieu à cette occasion, un *Te Deum* fut chanté à Notre-Dame, et ce fut à la suite de ces fêtes, signes évidents du rétablissement prochain de l'ancien ordre catholique et féodal, sous la forme impériale, que le futur empereur demandant à son ex-lieutenant en chef de l'armée d'Italie comment il avait trouvé ces fêtes, celui-ci lui répondit avec une franchise qui méritait bien la disgrâce qui suivit : « Cette cérémonie était fort belle en effet ; il n'y manquait que le million d'hommes qui s'est fait tuer pour détruire ce que vous venez de rétablir. »

La critique la plus sanglante et la plus juste de tout ce que venait de faire le premier consul était contenue dans ces quelques paroles. Le général Delmas fut envoyé en disgrâce, en exil, on pourrait dire, à Porrentruy. Ce ne fut que lorsque les désastres, justes et inévitables châtiments des peuples qui se livrent au gouvernement d'un seul, s'abattirent sur notre pays, que celui qui n'avait pas voulu être le courtisan de l'idole impériale vint offrir de nouveau sa fidèle épée à la patrie vaincue et menacée de l'invasion étrangère. Le général républicain toutefois n'eut pas la douleur de voir cette invasion ; il mourut à Leipzick, des blessures reçues pendant le combat, à l'âge de 45 ans.

Tel était le héros que notre ami Delmas eut l'honneur d'avoir pour père. Il est difficile d'être digne d'un tel père ; vous allez voir cependant que notre ami le fut.

Élève aussi de l'école militaire, d'où il sortit sous-lieutenant en 1831, il était à 27 ans lieutenant d'Etat-major, à 30 ans capitaine. On n'allait pas si vite sous la monarchie de juillet que sous la première république, et notre ami avait contre lui ses sentiments bien connus, la tradition paternelle faite de Républicanisme et de libre pensée. Successivement attaché à l'Etat-major, à la carte de France, puis attaché militaire à diverses ambassades, il vit en 1848 l'horizon s'éclaircir pour lui et devint aide-de-camp du général Cavaignac; mais l'horizon s'obscurcit bientôt pour la France et pour lui-même, et le capitaine républicain retourna à ses travaux de la carte de France. Il n'eût tenu qu'à lui de monter en grade : s'il avait seulement voulu abandonner ses opinions antipathiques à l'Empire et à l'Empereur, l'avancement serait venu le trouver ; les offres vinrent ; il les repoussa et resta 15 ans capitaine. Il avait cependant, soit en Afrique, soit en Italie, pris part à 8 campagnes. On ne pouvait lui refuser le grade de chef d'escadron ; mais on le lui fit attendre aussi longtemps qu'on le put, jusqu'en 1857. Après le siége de Paris, durant lequel vous l'avez tous connu comme commandant du fort de Charenton, il prit sa retraite. En 1874, il fut élu membre de votre Conseil municipal. J'espère que nul ne lui fera un reproche d'avoir affirmé en 1876 le radicalisme de ses opinions politiques en patronnant activement comme membre du Comité démocratique d'une des circonscriptions les plus avancées de France, la candidature d'un proscrit de l'empire. En 1878, il fut réélu conseiller municipal, et vous savez combien j'étais dans la plus stricte vérité en disant, il n'y a qu'un instant, qu'il était votre maire préféré. Je ne crois pas, en effet, qu'il y ait beaucoup de maires de chefs-lieux de canton en France, à qui ses collègues du conseil municipal aient fait l'honneur de s'engager d'avance à ne pas accepter ces fonctions, si elles leur étaient offertes, afin que le choix du gouvernement tombât forcément sur leur élu, sur l'élu de la Commune elle-même. Eh bien, tel est l'honneur dont le commandant Delmas a été l'objet, honneur qui fut, hélas ! le dernier qu'il devait recevoir de son vivant. Aujourd'hui, c'est nous, c'est la commune dont il fut trop peu de temps l'administrateur, c'est la république, au nom de laquelle je me permets de parler en qualité de représentant du peuple, qui se font l'honneur de célébrer les funérailles de cet homme de bien, de cet excellent citoyen, de ce ferme libre-penseur. Quel autre enterrement qu'un enterrement civil conviendrait au fils du général de la République qui, dès l'an X, comprit qu'en signant le concordat et faisant de nouveau de la France le bras droit de la théocratie papale, Napoléon premier mentait à son origine, trahissait la révolution et nous léguait un avenir où la France, divisée contre elle-même, déchirée par les luttes intestines, et exposée, par cela même, aux agressions de l'étranger, serait fatalement en danger de périr ! sont-ce des prêtres qui pourraient venir prier avec sincérité sur la tombe de celui dont les opinions furent, comme celles de son père, une protestation incessante contre les empiètements du cléricalisme ! Quel besoin avons-nous de leurs chants et de leurs services gagés ! Qu'ils les gardent pour ceux dont l'existence égoïste doit, pour les obtenir, payer les louanges posthumes : les seules louanges qui conviennent aux libres-penseurs sont les louanges que l'amour, l'amitié, l'admiration pour la pureté et le dévouement d'une vie bien remplie, arrachent spontanément aux cœurs émus et désintéressés. Ce sont les seuls hommages qui conviennent à Delmas, les seuls qui puissent non pas consoler l'inconsolable douleur de sa femme et de son fils, mais adoucir un peu l'amertume de leurs larmes.

Pour nous, citoyens, que chaque douleur nouvelle soit un enseignement, chaque mort de libre-penseur un exemple fructueux de constance et de fidélité. A ceux qui sans cesse nous opposent les scandales, les trahisons et les palinodies, opposons la vie et la mort de ceux qui, sans jactance, sans tapage, fermement, honnêtement, ont, comme Delmas, conformé leurs actes à leur paroles, et donné à tous leurs concitoyens l'exemple des vertus républicaines. Il s'en trouve dans tous les rangs, dans ceux des plus grands de notre parti, comme dans ceux des plus humbles, et de toutes les sortes d'égalité, c'est celle à laquelle nous devons le plus ardemment aspirer, car c'est celle qui constitue vraiment l'honneur de l'homme et du citoyen.

Honneur donc à Delmas !

Vive la République !

Après le citoyen Talandier, le citoyen Marsoulan, au nom du conseil municipal de Paris et du conseil général de la Seine, exprima les regrets qu'inspirent à tous la perte que la commune de Charenton vient de faire. La parole émue du citoyen Marsoulan trouva un écho dans tous les cœurs. Le citoyen Malapeau, lui succéda, et, au nom du conseil municipal de Charenton, dont il est membre, dit :

Citoyens,

De sa voix éloquente, notre sympathique député, M. Tallandier, nous a entretenu du commandant Delmas dont nous accompagnons ici les restes mortels.

Mes collègues du Conseil m'ont prié de vouloir bien être leur interprète sur le bord de cette fosse qui va se fermer.

Permettez-moi donc, Citoyens, au nom du Conseil municipal de Charenton, d'adresser un dernier adieu à celui qui, il y a quelques jours, présidait encore nos séances; permettez-moi de rendre un dernier hommage à l'homme qui a su mourir sans faiblesse, avec ses convictions ; à l'homme qui a consacré toute son existence au triomphe des idées républicaines dont nous restons les défenseurs (*quorum pars parva fui*).

Sachons, mes chers Collègues, par notre sagesse, notre modération, notre union, notre dévouement aux intérêts de la Commune, faire aimer le gouvernement républicain.

C'est ainsi que nous honorerons le mieux la mémoire de celui qui vient de nous quitter.

Vive la République !

Ces paroles sympathiques et qui répondaient si bien à la pensée de tous, furent accueillies comme celles des orateurs précédents, par de nombreuses

— 13 —

marques d'approbation et des cris répétés de Vive la République !

Pendant que la plus grande partie du cortège se dispersait, une autre partie revenait, précédée de la fanfare, à la Mairie, où les invités qui avaient pris part à cette cérémonie funèbre, prenaient congé du conseil municipal de Charenton, après avoir applaudi la *Marseillaise* admirablement jouée par la fanfare de la commune, et acclamé de nouveau la République que le brave commandant Delmas aura du moins eu la satisfaction de voir avant de mourir, triomphante et assez solidement établie pour déjouer les fureurs de ceux qui conspireraient encore son renversement.

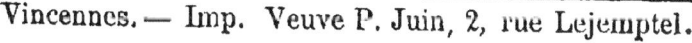

Vincennes. — Imp. Veuve P. Juin, 2, rue Lejemptel.

www.ingramcontent.com/pod-product-compliance
Lightning Source LLC
Chambersburg PA
CBHW061621040426
42450CB00010B/2600